AF166189

PRIMIPARE

Mickaëlla Sissi

PRIMIPARE

GUIDE DE SURVIE DE LA GROSSESSE

Mentions légales

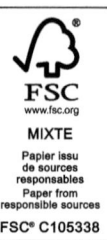

FSC
www.fsc.org
MIXTE
Papier issu
de sources
responsables
Paper from
responsible sources
FSC® C105338

© 2021 Mickaëlla Sissi

Édition : BoD – Books on Demand,
12/14 rond-point des Champs-Élysées, 75008 Paris
Impression : BoD - Books on Demand, Norderstedt, Allemagne

ISBN : 978-2-3223-7591-2
Dépôt légal : juin 2021

TABLE DES MATIÈRES

INTRODUCTION

Félicitations, tu es enceinte. A priori, c'est une bonne nouvelle. Ou pas. À ce stade, tu te poses beaucoup de questions: est-ce le bon moment? Serai-je capable d'éduquer mon enfant dans de bonnes conditions? Suis-je assez mûre pour avoir un enfant? Déjà, rien que l'idée d'être enceinte est un véritable tourbillon émotionnel, surtout quand on ne s'y attend pas. C'est bien pour ça qu'une grossesse dure aussi longtemps, la nature est bien faite: elle nous laisse le temps de nous faire à l'idée d'attendre un bébé et à sa naissance, quelques mois plus tard.

Une grossesse, malgré ce que les réseaux sociaux et la société veulent nous faire croire, n'est pas quelque chose de facile: entre les nombreux changements physiques, plus ou moins bien supportés, les questions existentielles, les angoisses au moindre truc qu'on ne comprend pas, les hormones qui s'en mêlent...Parfois tu seras au top et tu te sentiras l'énergie de soulever trois maisons; d'autres jours, impossible de sortir de ton lit, tu n'en as tout simplement pas la force. Tu peux être chanceuse et être en forme toute ta grossesse, ou alors être au fond du trou, quand des complications pathologiques ne s'y ajoutent pas.

Si tu es comme moi et qu'avant d'être enceinte tu ne connaissais rien à tout ça, tu auras peut-être des questions que tu n'oses pas poser à ton entourage, ou aucune oreille attentive pour te répondre. Ou au contraire, tu es plutôt bien entourée, mais face au volume d'informations que tu reçois, tu ne sais plus qui écouter. Pas de panique, ce guide te permettra de trouver les réponses aux questions que de nombreuses femmes enceintes se posent. Et tu verras qu'en matière de grossesse, aucune question n'est à négliger face à cette étape si importante de la vie.

Par exemple, on abordera:

- Les premières démarches à accomplir une fois que tu sais que tu es enceinte (et que tu veux le garder)
- le développement de ton bébé, et ce qui se passera dans ton corps pendant ces neuf mois
- l'alimentation (gros sujet quand on est enceinte!)
- ce que tu peux faire et ne pas faire pendant la grossesse
- ce qui doit t'alerter pendant ta grossesse
- préparer sereinement l'arrivée de ton bébé
- l'accouchement
- l'allaitement
- le post-partum

J'espère qu'à la lecture de ce guide, tu seras beaucoup plus sereine quant à l'appréhension de ta grossesse. C'est un gros bouleversement, mais quand on y est bien préparée, tout se passe au mieux. Et ne t'en fait pas, même si tu vis mal le fait d'être enceinte, crois moi, tu tomberas bien vite amoureuse de ton bébé, et après, tu te diras que ces moments (difficiles) ont vraiment valu le coup!

JE SUIS ENCEINTE: QUE DOIS-JE FAIRE ?

Ça y est, tu as fait ton test de grossesse, et les deux barres sont apparues: c'est confirmé, tu es enceinte! Après l'avoir annoncé à ton partenaire et avoir digéré la nouvelle, la première chose que tu dois faire est de prendre rendez-vous chez ton gynécologue. Là, de deux choses l'une: soit il te prescrira une prise de sang pour confirmer que le taux de beta-HCG, l'hormone de grossesse, a bien augmenté, soit, s'il dispose de l'équipement sur place, il confirmera ta grossesse par une échographie. Si le sac gestationnel est bien placé dans l'utérus et qu'on y voit un tout petit point blanc, c'est que tu es enceinte.

Si ta grossesse est confirmée par l'une des deux méthodes, tu devras faire une prise de sang, cette fois pour vérifier:
- ton taux de fer,
- si tu es immunisée contre la toxoplasmose et contre la rubéole,
- si tu es porteuse du virus VIH et/ou de l'hépatite C,
- ta numération sanguine.

Cette prise de sang, tu devras la faire tous les mois si tu n'es pas immunisée contre la toxoplasmose ou contre la rubéole (beaucoup plus rare en France, ou la vaccination contre cette maladie est obligatoire).

Au premier trimestre, peu de choses à faire, et c'est ce qui peut être particulièrement angoissant: tu peux avoir des symptomes qui te confirment au quotidien que tu es enceinte, mais tu très bien aussi ne rien ressentir, et dans ce cas-là, tu ne sais pas bien ce qui se passe dans ton corps avant la première échographie, qui doit avoir lieu à la fin du premier trimestre. Tu peux te faire prescrire une échographie de datation vers sept semaines d'aménorrhée, qui te permettra de voir si l'embryon a grossi et si le coeur bat toujours, mais cette première échographie n'est pas obligatoire, et ne sera pas remboursée si elle n'est pas justifiée médicalement.

Les premières démarches démarrent officiellement à partir du troisième mois de grossesse. Tu auras ta première échographie "officielle", entre onze et treize semaines d'aménorrhée. Là, tu connaîtras l'âge gestationnel de ton bébé, ses premières mensurations, et tu pourras écouter les battements de son petit cœur. C'est le premier moment émouvant de ta grossesse, qui te fait un peu relativiser si tu as beaucoup de symptômes. À la suite de cette échographie, si tout s'est bien passé, tu devras déclarer ta grossesse à la Sécurité sociale et à la Caisse aux allocations familiales. Essaie de trouver un praticien qui fait la déclaration en ligne, car ta déclaration sera traitée beaucoup plus rapidement (avec la version papier, il y a beaucoup de risques qu'elle soit perdue). Ne tarde pas à accomplir cette démarche, car elle te permet notamment de voir tes soins entièrement pris en charge à partir du sixième mois de grossesse et d'être indemnisée à temps pour ton congé maternité.

C'est aussi le moment d'annoncer ta grossesse à ton employeur. Légalement, tu as le temps: tu as jusqu'à la veille de ton congé maternité pour lui annoncer la nouvelle; mais comme ton ventre finira tôt ou tard par s'arrondir, et qu'il faut qu'il ait aussi le temps de prévoir ton remplacement, l'usage veut qu'en général, on prévienne son patron passé le premier trimestre, lorsque les risques de fausse couche sont les moins élevés. L'avantage de prévenir ton boss tôt, c'est que tu peux demander à bénéficier d'un aménagement d'horaire, soit en partant une heure plus tôt le soir, soit en arrivant une heure plus tard le matin. Or si tu tardes à lui annoncer, tu ne pourras pas en bénéficier. Mais en fonction de l'ambiance et de tes conditions de travail, c'est toi qui vois.

Si tu le souhaites, ou si tu habites dans un endroit à forte densité de population, tu peux déjà t'inscrire à la maternité. Ce n'est pas obligatoire de le faire aussi tôt, et tu peux poursuivre ton suivi avec ton gynéco ou une sage-femme. Tu auras sept rendez-vous mensuels au cours de ta grossesse. Durant ces rendez-vous, le professionnel de santé que tu auras choisi te posera quelques questions sur ton état général, vérifiera ta tension, écoutera les battements de cœur du bébé et mesurera la taille de ton ventre (c'est ce qu'on appelle la hauteur utérine). Tu repartiras avec une ordonnance pour des analyses sanguines, qui permettront de voir si tu as attrapé la toxoplasmose si tu n'étais pas immunisée, ton taux de glycémie, et des analyses d'urine pour vérifier si tu n'as pas de sucre ou de protéine dans les urines.

Au deuxième trimestre, soit entre vingt-et-une et vingt-quatre semaines d'aménorrhée, tu auras ta deuxième échographie, également appelée échographie morphologique. En général, elle dure 45 minutes, et le praticien étudie ton bébé sous toutes les coutures. C'est à ce moment-là que tu découvres le petit secret de ton bébé! Alors, fille ou garçon, les pronostics sont ouverts!

Il est aussi temps pour toi de t'inscrire à des cours de préparation à la naissance. En fonction des maternités ou des sage-femmes, ils démarrent vers le sixième ou le septième mois. Dans ces cours, tu apprendras comment se déroule l'accouchement, à respirer, à pousser, comment allaiter ou préparer un biberon en fonction de ce que tu décideras, et les tous premiers instants de ton bébé. Tu peux y aller seule, ou te faire accompagner par la personne de ton choix.

Tu as atteint le troisième trimestre, la dernière ligne droite! Si tu n'as pas déjà craqué avant, tu peux commencer à préparer le trousseau de ton bébé. En général, la fatigue refait surface, et parfois certains symptômes du premier trimestre, telles que les nausées. Si tu n'es pas inscrite à la maternité, ta sage-femme ou ton médecin risquent doucement de t'inciter à le faire, puisque le dernier rendez-vous se passe normalement là où tu as choisi d'accoucher. Durant cette période, essaie de te reposer un peu, car tu auras besoin de toutes tes forces pour accoucher. Mais si tu n'as aucune contre-indication, garde quand même une petite activité physique, surtout dans les dernières semaines, ça peut aider à lancer le travail (même si aucune technique permettant de déclencher le travail n'est efficace, hormis les procédures médicales).

Il est temps pour toi de préparer ta valise de maternité, car tu auras aussi besoin de quelques affaires durant ces quelques jours d'hospitalisation, aussi bien pour toi que pour ton nouveau-né. Ne t'inquiète pas, tu auras une jolie petite liste toute faite pour que tu puisses savoir quoi emporter le jour J.

UN DERNIER MOT SUR: LE CONGÉ MATERNITÉ

Il va arriver un moment, à la fin de ta grossesse, ou tu vas devoir t'arrêter (et heureusement!). Cette période, qui t'est accordée pour te reposer en fin de grossesse et rester avec ton bébé les premières semaines après ton accouchement, s'appelle le congé maternité. Si c'est ton premier enfant, sa durée est de six semaines avant la date présumée de ton accouchement et de dix semaines après. Si c'est ton troisième enfant ou plus, sa durée passe de huit semaines avant la date présumée d'accouchement et de dix-huit semaines après. En cas de grossesse gémellaire, le congé de maternité dure douze semaines avant la date présumée d'accouchement et de vingt-deux semaines après. Et si tu attends des triplés ou plus, la durée du congé maternité est allongée de deux semaines avant la date présumée d'accouchement.

Tu sais à peu près tout ce qui t'attend durant ces neuf mois, au niveau des démarches administratives et du suivi médical. Mais il te reste encore plein de choses à apprendre. Pendant la grossesse, comment se développe ton bébé? C'est ce que nous allons voir dans ce prochain chapitre.

13

COMMENT MON BEBE SE DÉVELOPPE-T-IL?

Pendant neuf mois, soit 41 semaines d'aménorrhée (méthode de comptage qui est pour moi la plus précise), ton bébé va subir des changements extraordinaires, en peu de temps. C'est pour moi là que se trouve le miracle de la vie, et pas dans les nombreux symptômes que tu ressentiras au cours de ces semaines. Dans ce petit tableau, on va passer en revue les différentes étapes du développement de l'embryon, qui deviendra un foetus, puis un bébé.

PREMIER TRIMESTRE			
4 SA: ton bébé a la taille d'une toute petite graine. Il entame tout juste son développement!	5 SA: Bébé a la taille d'une graine de sésame. Il pèse moins d'un gramme, et ses premiers organes commencent à se former	6 SA: Bébé a la taille d'un grain de maïs; les bourgeons de ses bras et ses jambes apparaissent	7 SA: Bébé a la taille d'une framboise. Son joli visage commence à se dessiner
8 SA: Bébé a la taille d'un petit haricot. Les prémices de son squelette apparaissent	9 SA: Ton petit a la taille d'une mûre. Son visage poursuit son évolution	10 SA: Bébé a la taille d'une figue. Il a désormais des doigts et des orteils	11 SA: Bébé a la grosseur d'un citron vert.
12 SA: Bébé a la taille d'une clémentine. Ses ongles et ses cheveux commencent à pousser et son système nerveux se met doucement en place	13 SA: Bébé a la taille d'un pois mange-tout. Ses cordes vocales commencent à se développer	14 SA: Bébé a la taille d'un citron jaune. Ses proportions s'harmonisent et son squelette se densifie.	

DEUXIÈME TRIMESTRE			
15 SA: Bébé a atteint la taille d'une orange. Ses muscles commencent à fonctionner	16 SA: Bébé a la taille d'un avocat. Il commence à bouger!	17 SA: Bébé la taille d'une betterave. Sa peau est translucide et ses empreintes digitales font leur apparition	18 SA: Bébé a la taille d'un poivron. Il réagit de plus en plus aux stimuli extérieurs
19 SA: Bébé a la taille d'une tomate. Il passe ses journées à dormir et jouer	20 SA: Ton bébé a la taille d'une banane.	21 SA: Bébé a la taille d'une carotte. Il perçoit désormais les sons	22 SA: bébé a la taille d'une mangue. Ses paupières sont formées
23 SA: bébé a la taille d'une aubergine.	24 SA: bébé a la longueur d'un épi de maïs. Bébé atteint le seuil de viabilité	25 SA: Bébé a la taille d'un navet. Il s'entraîne à l'allaitement en suçant son pouce	26 SA: bébé a la taille d'un chou-fleur; il peut désormais ouvrir les yeux et percevoir les variations de lumière

TROISIÈME TRIMESTRE			
27 SA: Bébé a atteint la taille d'un brocolis. Son cerveau et ses yeux sont formés	28 SA: Bébé a la taille d'un ananas. Ses poumons commencent à effectuer des échanges gazeux	29 SA: Bébé a la taille d'une laitue, et son poids atteint le kilogramme.	30 SA: bébé a la taille d'un chou. Il peut avaler, respirer et réguler sa température
31 SA: bébé est aussi lourd qu'une noix de coco. Il commence à se positionner pour la naissance	32 SA: bébé a la longueur d'un concombre. Son système immunitaire se développe	33 SA: bébé a la longueur de la rhubarbe, il a de moins en moins de place et devient de plus en plus potelé	34 SA: bébé a la taille d'un melon. Son visage et son corps continuent de s'arrondir
35 SA: bébé a la taille d'un oignon nouveau	36 SA: Le lanugo, ce fin duvet qui recouvre sa peau depuis le début de son évolution, disparaît	37 SA: Bébé est désormais considéré comme à terme et peut naître en toute sécurité	38 SA: bébé a la taille d'un poireau. Il peut tourner la tête vers la lumière.
39 SA: bébé a la taille d'une pastèque	40 SA: bébé a la taille d'une courge	41 SA: bébé est là!	

Ton bébé va connaître de belles transformations pendant ces nombreuses semaines. Mais rassure-toi, toi aussi tu vas connaître quelques changements!

QUELS SONT LES CHANGEMENTS QUE MON CORPS VA SUBIR?

Pendant ces neuf mois, tu vas connaître de nombreux bouleversements. Le plus important concerne ton ventre, mais celui-ci n'est pas immédiat. Ton ventre ne va pas grossir dès que tu tombes enceinte, il grossit quand ton bébé a besoin de place pour grandir. Ce qui explique que certaines femmes peuvent rester six mois avec un ventre très peu développé, et voir leur ventre vraiment s'arrondir au troisième trimestre.

LE PREMIER TRIMESTRE: POURQUOI C'EST SI DUR?

L'arrêt des règles, aussi appelée aménorrhée, donne le top départ de la grossesse. Ce fait est important, puisqu'il permet de dater avec une grande précision le début de la grossesse, et de pronostiquer la date présumée d'accouchement. On va pas se mentir, ne plus avoir ses règles pendant neuf mois est très souvent une bonne nouvelle, non? Pouvoir mettre du blanc sans craindre une marée rouge... Le rêve!

Ensuite, ou en même temps, ça dépend, tu auras, ou pas, tout un cocktail de symptômes qui te rappelleront qu'une vie se développe en toi. Et selon ta constitution physique et ta chance, tu ne les subiras pas de la même intensité qu'une autre femme. Ta poitrine deviendra plus sensible. Tu auras des tiraillements dans le ventre, signe de la nidation, c'est-à-dire l'installation de l'embryon dans l'utérus. Généralement, on commence à se sentir fatiguée à partir de la sixième semaine de grossesse. Ce qui est normal, même si c'est saoulant, c'est la progestérone qui relâche les muscles afin d'éviter les contractions trop prématurées, qui pourraient entraîner une fausse couche. Mais franchement, piquer du nez en plein boulot, c'est vrai que ça le fait pas trop.

Après ça, viennent les fameuses nausées, qui peuvent même apparaître au tout début de la grossesse. En moyenne, soixante-dix pour cent des femmes enceintes en souffrent. Toutefois, elles peuvent se manifester différemment: un simple dégoût alimentaire, ou alors, plus grave, des vomissements tout au long de la journée, jusqu'à 30 fois par jour pour les cas les plus graves. Le plus frustrant, c'est qu'on ne sait pas à quoi elles sont dues: le taux d'HCG, l'hypersensibilité aux hormones, l'odorat qui se sur-développe? Peut-être même un peu de tout ça? Pour mieux les supporter, je ne peux que te conseiller de te rapprocher de ton médecin; si la situation est difficilement gérable, demande à te faire arrêter, le plus important, quand tu es enceinte, c'est ton état de santé et celui de ton bébé!

LE DEUXIÈME TRIMESTRE: LA LUNE DE MIEL

Dans la plupart des cas, tu te sentiras mieux à la fin du premier trimestre, et la fatigue et les nausées vont commencer à s'estomper. Seulement, sans vouloir être alarmiste, il se peut que les symptômes persistent au deuxième trimestre, voire tout au long de la grossesse, ou disparaître au deuxième trimestre puis réapparaître quelques semaines avant l'accouchement. Et ça, malheureusement, tu ne peux pas le savoir à l'avance. Mais dans la majorité des cas, le deuxième trimestre est très souvent le meilleur moment de la grossesse. Ton ventre commence doucement à s'arrondir mais sans être trop encombrant. C'est aussi le moment où les mouvements de bébé commencent à se faire sentir. Si c'est ta première grossesse, tu les sentiras vers 18-20 SA, plus tôt si tu as déjà eu des enfants. Au début, ça ressemble à des petites bulles qui éclatent. Puis, comme des petites vagues qui vont et viennent. Au fur et à mesure que ton bébé prend du poids, les petits coups deviendront de plus en plus fermes. Honnêtement, sentir les mouvements de bébé permet à la grossesse de prendre tout son sens, surtout si tu n'aimes pas être enceinte (tu n'as surtout pas à avoir honte de ne pas aimer la grossesse, c'est un sentiment plus commun que tu ne le crois).

Mais une chose un peu désagréable commence à se produire: les contractions de Braxton-Hicks. Ce ne sont pas des contractions de travail (si c'est le cas, fonce à la maternité car il y a un risque de naissance prématurée), mais plutôt ton utérus qui s'entraîne pour le jour J. Par exemple, en fin de journée, ou si tu as fait un effort trop important, tu sentiras ton ventre se durcir, comme s'il était pris dans un étau. Si tu essaies d'enfoncer légèrement le doigt, tu remarqueras que la surface de ton ventre est aussi dure que du bois. Mais rassure-toi, elles sont sans danger pour bébé.

LE TROISIÈME TRIMESTRE: DERNIÈRE LIGNE DROITE

Ça y est, tu as dépassé les deux tiers de ta grossesse. Bravo! Seulement le troisième trimestre a aussi son lot de difficultés. La fatigue revient. Pas vraiment comme au premier trimestre à cause des hormones, mais surtout à cause du poids du ventre (à ce stade, ton bébé grossit de manière exponentielle) et de la lassitude de toutes ces longues semaines de patience. Si tu n'en as pas souffert au deuxième trimestre, il se peut que tu aies des douleurs ligamentaires, comme des tiraillements au niveau du bas-ventre, à cause du ventre qui prend du volume. Comme ton estomac est comprimé à cause du volume de ton ventre, il se peut que tu subisses un reflux gastro-oesophagien, plus connu sous le nom de remontées acides. Comme tes seins se préparent à l'allaitement, il se peut que tu aies de très légers écoulements de colostrum, ce substrat de lait maternel ultra concentré en vitamines, dont ton bébé se nourrira à la naissance si tu fais le choix d'allaiter.

Vers la fin, ton corps se prépare doucement à l'accouchement. Tu ressentiras des contractions, de plus en plus douloureuses puisqu'elles permettent l'ouverture du col. La on entre dans des détails un peu moins glamour: il pourrait arriver que quelques semaines ou quelques jours avant l'accouchement, tu perdes un sorte de pâte blanchâtre visqueuse; c'est ce qu'on appelle le bouchon muqueux, qui permet d'éviter aux bactéries de remonter vers le bébé et d'éventuellement le contaminer. C'est un signe que ton corps travaille, mais il n'est pas encore temps d'aller à la maternité. Ne t'inquiète pas, je t'expliquerai plus en détail le déroulé de l'accouchement.

Tout ceci n'est qu'une liste non exhaustive des changements et transformations que ton corps va subir durant la grossesse, du moins les plus connus. Mais comme il y a autant de symptômes que de femmes enceintes, il se peut que tu ressentes des choses qui ne sont pas listées ici. N'hésite pas à en parler à ton médecin ou à ta sage-femme, qui saura te rassurer au mieux. Je te souhaite une très belle grossesse et une belle rencontre avec ton bébé, le meilleur moment!

QUELS SONT LES ALIMENTS AUTORISÉS?

Maintenant que tu es enceinte, ton alimentation devient un grand sujet de débat, aussi bien pour les médecins que pour Monsieur-Madame Toulemonde. C'est vrai qu'il y a parfois beaucoup d'exagérations dans les réactions de chacun, mais il y a une raison à cela: ce que tu manges peut agir sur la santé de ton bébé.

CE QUI EST INTERDIT

Un mot: listériose. Causée par une bactérie, la *listeria monocytogenes*, la listériose s'attrape notamment par des aliments contaminés que l'on ingère. En général elle est plutôt bénigne et s'apparente à une simple gastro-entérite. Seulement lorsque l'on est enceinte, la listériose peut être très grave, voire fatale pour le fœtus: elle peut causer des fausses-couches tardives, des accouchements prématurés, voire une mort foetale in utero. Le but ici n'est pas de te faire peur, mais de te faire comprendre qu'il y a des aliments que tu dois absolument éviter au cours de ta grossesse. Parce que malheureusement, il suffit d'une fois…

Ces interdits sont assez difficiles à suivre, car les aliments les plus susceptibles d'être contaminés par la listériose sont assez nombreux. Et surtout, ce sont ceux que l'on aime le plus! En gros, tu devras éviter:

- la charcuterie, sous toutes ses formes,
- le poisson cru, donc si tu es fan de cuisine japonaise, les sushis, sashimis, makis et autres chirashis (sauf ceux aux avocats et au concombre; sinon, si tu peux toujours te consoler avec des yakitoris, tonkatsu et autres plats cuits),
- le fromage produits laitiers au lait cru: tu peux en consommer, mais au lait pasteurisé. Si tu aimes les fromages type camembert, brie, il faut que tu enlèves la croûte blanche; dans tous les cas, les fromages à pâte persillée, donc avec de la moisissure, comme le roquefort par exemple, sont à proscrire,
- les bâtonnets de surimi.

Lorsque tu fais tes courses au supermarché, fais attention aux rappels de produits, car il y en a souvent qui concernent la listériose. En général, essaie, dans la mesure du possible et si ton état de santé te le permet, de préparer tes repas, ça t'évitera d'avoir affaire à cette bactérie.

Une autre maladie que tu dois garder en tête: la salmonellose. Pour l'éviter, tu dois éviter toute préparation à base d'œufs crus ou peu cuits. Pour un temps, tu vas devoir te passer de moelleux au chocolat, crème anglaise, île flottante, mayonnaise maison (pour le coup, il faut vraiment la prendre industrielle car les oeufs y sont pasteurisés), crème patissière (adieu tartes aux fraises), et les glaces à base de jaunes d'oeufs (plus de glaces artisanales, ni d'Haägen-Dazs, il y a des jaunes d'oeuf dedans).

Si tu es gourmande, ça va être dur de tenir, et tu auras plus d'une fois envie de craquer, en te disant que ce n'est pas parce que tu cèdes à tes envies une fois qu'il y aura des conséquences. Ton entourage aussi te mettra la pression. Seulement tu pourrais contaminer ton bébé en un seul écart, alors dis-toi que quelques semaines de privation ne sont finalement pas grand chose pour mettre au monde un bébé en bonne santé.

Une dernière chose: l'alcool est à bannir. Totalement. Même un verre. Ça peut avoir des effets sur ton bébé dès la première gorgée, on appelle ça le syndrome d'alcoolisme foetal. Si tu as bu un verre et que tu n'étais pas encore au courant de ta grossesse, pas de panique: le placenta n'étant pas encore en place, les échanges entre le bébé et sa maman sont plutôt limités au début, donc peu de chance que de l'alcool lui ait été transmis. Mais dès que ta grossesse est confirmée, plus rien. Même pour une grande occasion, c'est non.

CE QUI EST DÉCONSEILLÉ

Plusieurs aliments sont déconseillés au cours de la grossesse, soit par principe de précaution, soit parce qu'en trop forte quantité, ils peuvent être dommageables pour ton bébé. Comme je te l'ai dit plus haut, au cours de ta première prise de sang, le médecin va vérifier si tu es bien immunisée par la toxoplasmose. Cette maladie, causée par un parasite, le *toxoplasma gondii*, passe en général inaperçue si tu l'attrapes en dehors de la grossesse, au pire ça fait comme si tu avais un rhume. Mais si tu es enceinte, il se peut que ton bébé subisse des malformations, voire ne survive pas, notamment si tu es contaminée au premier trimestre de ta grossesse. SI tu n'es pas immunisée, tu auras une prise de sang par mois pour vérifier que tu ne l'as pas attrapée. Pour éviter la toxoplasmose, il faut éviter tout ce qui est en contact avec la terre. Pour commencer, la viande rouge: le steak tartare et le carpaccio, tu oublies. Essaie d'éviter de préparer de la viande rouge toi-même; si tu n'as pas le choix, lave soigneusement la viande, puis tes mains. Si tu as des envies de bœuf ou de mouton, tu devras éviter les cuissons bleu, saignante et à point, tu dois la manger bien cuite (même la cuisson rosée est à proscrire). Pareil pour les crudités. Évite d'en manger en dehors de chez toi pour être sûre que les aliments ont été soigneusement lavés. Si tu as envie de te faire une bonne salade, lave tous les légumes à l'eau vinaigrée, et vérifie qu'il ne reste aucune trace de terre dessus. Enfin, si tu as un chat, pas la peine de le donner: il te suffit de changer sa litière avec des gants, et de très bien te laver les mains après. Si tu veux prendre plus de précautions, opte pour une litière, qui te permet de récupérer les déjections de ton chat dans un tiroir; tu auras encore moins de chance de l'attraper.

D'autres aliments te sont autorisés, mais pas en grande quantité, car ils pourraient avoir une incidence sur ta santé et celle de ton bébé. D'abord, évite de manger trop gras ou trop sucré, pour éviter de prendre trop de poids pendant ta grossesse, poids que tu pourrais avoir du mal à perdre après. Si tu souffres de diabète gestationnel, tu devras t'éloigner au maximum de ces aliments jusqu'à ton accouchement. Mais surtout, ne mange pas trop de sel; développer une hypertension pendant ta grossesse pourrait t'exposer à des problèmes de santé, et te mener à l'éclampsie, une grave complication de la grossesse.

Cela va t'étonner, mais un aliment, qui normalement est considéré comme participant d'une bonne alimentation, est à limiter pendant ta grossesse: le poisson. Ou tout du moins, les gros poissons, les poissons carnassiers. Parmi eux tu trouves, par exemple, le thon. En raison de la pollution des océans, ils contiennent souvent du mercure, étant positionnés au sommet de la chaîne alimentaire marine. Du coup, ils ont mangé des poissons qui se sont eux-même nourris de poissons remplis de ce métal lourd, donc on connaît les effets néfastes sur le cerveau, notamment celui des jeunes enfants. Du coup, par précaution, il vaut mieux en limiter ta consommation à une ou deux fois par semaine.

Enfin, limite au maximum ta consommation de café ou de thé. La caféine passe la barrière placentaire et excite ton bébé. Surtout, ça pourrait jouer sur ta tension, qui, comme mentionné plus haut, est très mauvaise pour toi et ton bébé si elle est trop élevée. Donc, pas plus de deux tasses par jour. Pareil pour le coca-cola, bois-en le moins possible, sauf si c'est la seule chose qui calme tes nausées (c'est parfois possible). Si tu es une adepte des tisanes, renseigne-toi bien car certaines plantes ont un effet tératogène, comme les médicaments. Par exemple, les feuilles de framboisier: si elles sont conseillées à partir de la 36ème semaine de grossesse pour leurs vertus tonifiantes de l'utérus, elles sont à proscrire tant que ton bébé n'est pas à terme, justement parce qu'elles pourraient déclencher des contractions de travail. On en vient donc aux médicaments, qui peuvent aussi avoir un effet sur ton bébé. L'automédication, tu oublies. Les deux seuls médicaments que tu es autorisée à prendre, en respectant les doses prescrites, sont le paracétamol (sans codéine bien sûr) et le phloroglucinol (plus connu sous le nom de Spasfon). Pour le reste, si tu as vraiment besoin d'un traitement, demande l'avis de ton médecin, seul habilité à autoriser une médication.

CE QUI EST AUTORISÉ

Evidemment, tous les fruits et légumes sont autorisés, sans restriction. Pour les féculents, tu peux aussi te faire plaisir; si tu as du diabète gestationnel, suis bien le régime prescrit par ton diabétologue. Niveau boisson, tu peux tout te permettre, en dehors de l'alcool et des précautions que tu dois prendre pour les tisanes et autres boissons énergisantes. Évidemment, l'eau est à consommer sans modération. Si tu as du mal à en boire à cause des nausées, ajoute quelques gouttes de sirop ou de jus de citron. Ou alors, autre astuce, mets-la au frais quelques minutes avant de la boire, ça passera mieux. Cette dernière astuce est par ailleurs très efficace pour calmer les remontées acides. Pour fortifier les os de ton bébé, privilégie les aliments riches en calcium. En gros, varie ton alimentation, pour être sûre de ne manquer d'aucun nutriment, pour toi et ton bébé.

On attaque ici l'un des passages les plus anxiogènes de ce livre. Garde bien en tête que ce sont des possibilités, la majorité des grossesse se déroule sans complication. Cependant certains signes sont à ne surtout pas négliger, car ils peuvent révéler que ta grossesse subit quelques complications. Au moindre doute, vas consulter: quand on est enceinte, il n'y a aucune question bête. Il en va de ta santé et de celle de ton bébé, il ne faut pas jouer avec ça. Les professionnels de santé sont habitués aux femmes enceintes et à leurs angoisses. Tu seras systématiquement examinée, même si au final ça n'est qu'une fausse alerte. Voici une liste, évidemment non exhaustive, de tout ce qui doit te mettre la puce à l'oreille.

Perte de sang

Perdre du sang n'est pas forcément synonyme de fausse couche. Mais pour écarter ce risque, il faut absolument, à la moindre perte de sang, que tu ailles aux urgences pour être examinée. Si tu es au premier trimestre, soit la grossesse est malheureusement en train de s'arrêter, soit il s'agit d'une autre cause, comme un décollement du placenta ou un hématome placentaire, qui obligent tous deux à une surveillance rapprochée. En fin de grossesse, les pertes de sang peuvent être le déclenchement de l'accouchement. Enfin tu l'auras compris, dès que tu perds du sang, fonce à la maternité pour un contrôle.

Maux de ventre/dos

Enceinte, les maux de ventre et de dos ne sont jamais à négliger. Très souvent, ce sont des douleurs ligamentaires, sans conséquences sur le déroulé de ta grossesse. Mais dans de rares cas, les causes peuvent être plus sérieuses. L'hypothèse que tu dois surtout écarter, ce sont les contractions de travail. Si ton ventre, à intervalles réguliers, devient dur comme de la pierre et douloureux, alors fonce à la maternité pour un contrôle. Si tu as dépassé la vingt-quatrième semaine d'aménorrhée, il est possible d'arrêter les contractions par un traitement, voire une petite hospitalisation. Les contractions peuvent être ressenties dans le ventre, comme décrit ci-dessus, mais aussi dans le dos. Si tu sens une douleur intense qui va et vient dans le dos, sans que ton ventre ne soit forcément dur, alors ça pourrait être des contractions.

Soif intense

Si tu ressens une soif intense, tu es peut-être déshydratée, ou tu souffres peut-être de diabète gestationnel. Dans ce cas, tu devras suivre un régime spécifique, élaboré par ton diabétologue. Ne t'inquiète pas, si tu souffres de cette pathologie, tout rentre à la normale quelques semaines après l'accouchement dans la majorité des cas.

Mains et pieds qui gonflent

Ce symptôme est à prendre au sérieux notamment s'il apparaît subitement. Beaucoup de femmes enceintes souffrent de rétention d'eau et ont tendance à gonfler. Mais si tes extrémités gonflent brutalement, il te faut voir un médecin afin qu'il contrôle ta tension artérielle; si elle est élevée, il pourrait s'agir d'une pré éclampsie, une pathologie de grossesse très dangereuse. Pendant la grossesse, l'hypertension artérielle peut amener à un dysfonctionnement de certains organes, comme les reins ou le foie, et perturber les échanges entre la maman et le fœtus (c'est la raison pour laquelle on vérifie le taux d'albumine dans les urines). Si la prééclampsie est effectivement diagnostiquée, il se peut que tu sois hospitalisée jusqu'à ce que la grossesse puisse être déclenchée. Pour le fœtus, elle peut amener à un retard de croissance; mais la prééclampsie est aussi dangereuse pour toi, car elle peut évoluer en éclampsie, avec convulsions, troubles hépatiques et hémorragie cérébrale. Je te rassure, ces complications sont de nos jours extrêmement rares, et si tu en es au stade de l'hypertension gravidique, tu seras très bien surveillée.

Maux de tête

En cas de maux de tête intenses, n'hésite pas à consulter, ça pourrait être le signe de prééclampsie.

Malaises

Si tu ne te sens pas bien, ou en cas d'évanouissement, va consulter, car les causes peuvent être multiples.

Fièvre

En cas de fièvre supérieure à 38°C, prends rendez-vous chez ton médecin. En effet, la fièvre n'est pas bonne pour ton bébé. D'une part, elle peut être le signe d'une infection, plus ou moins grave pour le fœtus. D'autre part, la fièvre pourrait provoquer un accouchement prématuré.

Vision trouble, tâches

La vision trouble, ou l'apparition de tâches noires, peuvent être le signe d'une tension trop élevée. Il faut que tu la fasse contrôler pour écarter toute hypertension.

Prise de poids soudaine

Une prise de poids soudaine peut également être le signe d'une hypertension, voire d'une prééclampsie. N'hésite pas à en parler rapidement à ton médecin.

Brûlures lors de la miction

Si tu sens des brûlures pendant que tu urines, il peut s'agir d'une infection urinaire, notamment si tu as aussi un peu de fièvre. Pour éviter que l'infection ne remonte jusqu'à la poche des eaux, il faut que tu sois mise rapidement sous traitement. Ne prends aucune automédication, vas voir ton médecin pour qu'il te prescrive un traitement adapté.

Vomissements en fin de grossesse

Si tu recommences à vomir fréquemment en fin de grossesse alors que tu n'en avais plus subi depuis le deuxième trimestre, il peut s'agir d'une prééclampsie. Dans ce cas, tu devrais te rendre à la maternité pour écarter cette hypothèse et confirmer que ces vomissements sont dus au poids du bébé qui comprime ton estomac.

Bébé ne bouge plus

On a l'habitude de dire qu'au troisième trimestre, bébé bouge moins car il a moins de place. Mais ce n'est pas vrai. À la fin de la grossesse, bébé bouge toujours autant, mais différemment, car il s'adapte au peu d'espace qui lui reste. Avant, il était d'usage d'attendre une absence de mouvements foetaux pendant 24 heures et plus. Mais honnêtement, au moindre doute, essaie de le faire bouger par toi-même. Par exemple, change de position. S'il ne bouge toujours pas, bois quelque chose de frais et/ou de sucré. Si rien ne se passe, vas à la maternité pour un contrôle. Il se peut que ton bébé soit simplement endormi, mais s' il se passe effectivement quelque chose, il vaut mieux arriver à la maternité à temps.

Démangeaisons

Voici un symptôme un peu curieux, mais qu'il ne faut pas prendre à la légère. Si tu souffres de démangeaisons, notamment sur les extrémités, qui s'"intensifient le soir, tu dois aller consulter ton médecin afin qu'il te prescrive un dosage sanguin des enzymes hépatiques, car il se pourrait que tu souffre de cholestase gravidique. Cette maladie, de cause inexpliquée, retient la bile dans le foie au lieu qu'elle ne soit évacuée dans le système digestif, où elle s'accumule dans le sang. Sans conséquence pour ta santé, elle peut être toxique pour ton bébé. Si le dosage de tes acides biliaires est élevé, tu seras mise sous traitement jusqu'à la fin de ta grossesse. Un déclenchement de ton accouchement pourrait être décidé dès la 37ème semaine d'aménorrhée afin de protéger ton bébé.

Comme je te l'ai dit à plusieurs reprises, à la moindre inquiétude, parles-en à un professionnel de santé. Il vaut mieux consulter pour rien et lever le doute, plutôt que de tarder et qu'il soit trop tard pour intervenir.

BÉBÉ ARRIVE, DE QUOI AI-JE BESOIN?

Préparer l'arrivée de bébé est normalement la partie la plus amusante de la grossesse. Vêtements, accessoires de bain... tout est si mignon! Seulement, qu'est ce qui est vraiment utile? Comment distinguer ce qui est important du gadget futile?

J'ai un scoop pour toi: ce dont ton bébé a besoin, avant tout, c'est de l'amour. Rien d'autre. Alors oui, effectivement, il aura également besoin de couches, de lait, et autres articles de première nécessité, mais tout le reste, je dis bien tout le reste, est futile. Certains objets, vu leur prix, ne sont nécessaires que pour afficher notre réussite sociale. D'autres sont conçus pour calmer nos angoisses, et d'autres pour nous rendre la tâche (un peu) plus facile). Mais honnêtement, pour la plus grande majorité des cas, ces objets ne sont pas indispensables, ou alors pas dès la naissance. Alors s'il y a des choses que tu ne juges pas utiles ou que tu n'as pas les moyens de t'offrir, ne culpabilises pas, car ton bébé ne t'en voudra pas le moins du monde, tant qu'il reçoit de l'amour. Mais alors, de quoi auras-tu réellement besoin? Je vais te dresser une petite liste de ce dont tu pourrais avoir réellement besoin, à la maternité ou à votre retour à la maison.

Les vêtements

Les bodies

Le body, c'est la base de la garde-robe de ton bébé. C'est en quelque sorte son sous-vêtement, sa seconde peau. Dans la mesure du possible, choisis ceux en coton bio, afin de limiter les produits chimiques en contact avec ton bébé (les perturbateurs endocriniens, toussa toussa). Si ton bébé doit naître en été, prends-les plutôt manches courtes, et manches longues pour l'hiver, mais ce n'est pas obligatoire. Prévois large, car ton bébé en utilisera beaucoup, notamment les premiers mois. Du coup pas la peine de te ruiner en prenant des bodies de luxe, car un bébé, ça tâche (tu verras, les couches débordantes laissent souvent des traces jaunâtres indélébiles...). Pour la taille, tu peux prendre du taille naissance ou taille un mois en fonction de l'estimation du poids de ton bébé à la naissance

Les pyjamas

Ils sont souvent en velours ou en coton, en fonction de la saison. Ils sont plus difficiles à trouver bio, mais tu peux les choisir avec le label Oeko-tex, qui permet de garantir la traçabilité du coton utilisé pour les textiles. Là aussi, tu en auras besoin de beaucoup, surtout les premiers mois, mais attention! Les bébés grandissent vite à cet âge, et tu pourrais avoir des surprises! Tu vas devoir les acheter au compte-gouttes, car il arrive que les bébés sautent une taille, et tu risquerais de te retrouver avec des pyjamas que ton bébé n'aura même pas eu le temps de porter. Prends plutôt la taille un mois, que ton bébé portera plus longtemps que la taille naissance.

La gigoteuse

C'est un indispensable qui te sera aussi demandé par la maternité, afin que ton bébé dorme en toute sécurité. Elles existent en trois tailles, 0-6 mois, 6-12 mois et 12-24 mois. Pour commencer, prends la plus petite taille bien sûr mais n'investis pas tout de suite dans les tailles supérieures, car il n'est pas sûr que ton bébé aime dormir dedans.

Le bonnet

À la naissance, ton bébé ne sait pas encore réguler sa température; or 30% de la chaleur se dissipe au niveau de la tête. Il est donc plus qu'important qu'à la naissance, et pendant ses premières semaines de vie, ton bébé puisse avoir un petit couvre-chef qui puisse l'aider à conserver cette chaleur. Tu en trouveras à tous les prix, mais une fois encore, privilégie ceux en coton bio.

Les chaussettes

Pour les mêmes raisons que pour le bonnet, des chaussettes de naissance sont indispensables pour aider bébé à réguler sa température.

Les vêtements de sortie

Ils sont tellement mignons, mais... tellement inutiles! Déjà, le premier mois, tu sortiras très peu avec ton bébé puisqu'il ne sera pas encore vacciné, et trop fragile pour rester longtemps à l'extérieur. Et puis il sera tellement plus à l'aise en pyjama, que ces petits vêtements sont plus un supplice pour lui qu'autre chose. En général, ces tenues sont souvent achetées pour présenter bébé à la famille, mais si tu préfères le confort de ton enfant au regard des autres, passe ton chemin, jusqu'à ce que ton bébé sorte vraiment, comme pour aller à la crèche ou chez sa nounou, et encore, ce n'est pas obligatoire. Tu pourras prendre des vêtements de sortie quand ton bébé aura six mois. Privilégie les vêtements amples et les matières souples afin que bébé soit à l'aise et qu'il puisse bouger facilement.

La combipilote

Cet achat est indispensable pour que ton bébé soit bien au chaud en hiver. Je pourrais te conseiller un manteau, mais ce n'est pas assez couvrant pour ton bébé, notamment pendant ses premières semaines de vie. La combipilote isole bébé du froid sur tout le corps et permet d'éviter les déperditions de chaleur, et qu'il attrape froid.

Les déplacements

La poussette

Qui n'a pas rêvé de la poussette trio de compétition avec nacelle et cosy inclus? Et pourtant, dans la plupart des cas, cet achat est loin d'être judicieux. Tout d'abord, la nacelle n'est indiquée que pendant les quatre premiers mois, moins si ton bébé grandit plus vite. En plus, en voiture, la nacelle est fortement déconseillée car dangereuse. Ensuite, le cosy fourni avec la poussette est souvent mal noté, et ne protège pas assez l'enfant en cas d'accident. Et la poussette, tu ne pourras pas l'utiliser avant que ton enfant ne se mette assis tout seul, donc en moyenne vers six mois. En plus, dans ces systèmes, rien que le châssis pèse quinze kilos, donc très lourd à porter au quotidien. Du coup, c'est un achat que tu pourras à peine rentabiliser. Dans la mesure du possible, utilise une écharpe de portage ou un porte-bébé si tu dois te déplacer à pieds. Puis, lorsque ton bébé est assez grand, donc vers six mois, prends une poussette simple, plus légère. Si tu es nomade ou si tu prends beaucoup les transports, prends une poussette que tu peux plier à une main. Dans tous les cas, choisis-en une qui ne dépasse pas les 7 kilos, sinon tu auras beaucoup de difficultés au quotidien. N'oublies pas qu'au poids du châssis s'ajoute celui de ton bébé, qui grossit de jour en jour!

L'écharpe de portage

Écharpe, sling, porte-bébé, l'offre est multiple, et en fonction de tes besoins et de la facilité que tu as à utiliser ces outils, elles sont équivalentes. Hormis le porte-bébé, tu peux utiliser l'écharpe de portage dès la naissance, en faisant bien attention à ce que le nez de ton bébé soit dégagé pour qu'il puisse respirer. Si tu préfères le porte-bébé, notamment pour sortir, essaie d'en choisir un qui soit ergonomique. Pour cet achat, je ne peux que te conseiller d'y consacrer une certaine partie de ton budget, sinon tu risque de souffrir du dos en portant ton bébé.

Le siège bébé

C'est l'une des choses pour laquelle tu dois apporter le plus d'attention possible, car il en va de la sécurité de ton bébé en voiture. Je te rassure, il y a d'excellents sièges auto à tous les budgets, et ce n'est pas parce tu paieras moins cher que tu auras forcément de la mauvaise qualité. Les premiers mois de ton bébé, tu devras te procurer un cosy, ce siège auto en forme de coque, qui accueille bébé lors des trajets en voiture. En magasin, il s'agit de la taille 0+. Évite les sièges évolutifs, souvent mal notés. Avant de choisir ton siège auto, consulte le site internet Securange, spécialisé dans la sécurité des enfants en voiture. En plus d'y trouver plein de conseils, tu trouveras un comparatif très complet sur les différents sièges auto présents sur le marché, classés par budget et selon le score obtenu en matière de sécurité. Cela peut t'éviter bien des mauvaises surprises et vraiment t'éclairer dans ton choix.

Les soins

Les couches

Elles sont absolument indispensables jusqu'à ce que ton petit bout soit propre. Si tu as la fibre écolo, tu peux les choisir lavables. Elles représentent un certain budget à l'achat, mais comme elles sont réutilisables, tu en as rapidement pour ton argent. Sinon, l'offre de couches disponible sur le marché est amplement suffisante. Il existe aussi des abonnements disponibles sur Internet, qui offrent le mérite de l'automaticité, ce qui permet d'éviter les dimanches soirs où tu te rends compte qu'il ne reste plus de couche et qu'il te faut trouver une pharmacie de garde ou un système D en attendant le lendemain. Aujourd'hui, à cause des récents scandales révélés par les médias sur la présence de perturbateurs endocriniens dans les couches de nos bébés, les fabricants ont été obligés de redoubler d'efforts pour rendre leurs couches plus "propres".

Et honnêtement, il y a peu de différence entre les grandes marques et les marques distributeurs. Les couches sont classées en six tailles, voire sept pour celles qui prévoient une taille zéro/prématuré. Pour les choisir, regarde dans quelle fourchette de poids ton bébé se trouve; s'il est à cheval entre deux tailles mais que les couches de la taille inférieure débordent souvent, prends la taille au-dessus.

Les serviettes

Appelées aussi capes de bain, elles sont vendues avec une petite capuche pour garder la tête de bébé au chaud après le bain. Tu peux les prendre en microfibre, plus absorbantes, ou en coton, bio si possible.

Un thermomètre de bain

L'eau du bain doit être à 37°C, pas plus, pas moins. Pour vérifier que la température est conforme, il y a la technique du coude, mais pour plus de précision, il vaut mieux avoir un thermomètre de bain. Evite ceux au mercure, souvent vendus dans les trousses de soins, car il y a un risque qu'ils se brisent, donc non seulement qu'il y ait des bris de verre au contact de ton bébé, mais également qu'ils libèrent le mercure qu'ils renferment, nocif tant pour l'environnement que pour toi ou pour ton bébé.

Une trousse de soins

Pour qu'une trousse de soins soit complète, elle doit comprendre des ciseaux à ongle, un peigne, une brosse à cheveux et une brosse à dents à doigt. C'est tout.

Un mouche-bébé

Les bébés sont souvent enrhumés, en raison de l'immaturité de leur système immunitaire. Normalement, déboucher le nez au sérum physiologique suffit, mais parfois, ton bébé aura besoin d'un petit peu d'aide, et le mouche-bébé peut vraiment le soulager. Si tu n'es pas dégoûtée par le mucus, tu peux choisir un mouche-bébé manuel, qui permet d'aspirer le rhume avec la bouche. Il est très efficace, mais si cette idée te rebute, tu peux opter pour un mouche bébé électrique. Veille à ce qu'il soit vendu avec plusieurs tailles d'embouts, les narines de ton bébé évoluant au fil des mois.

Le thermomètre

Au cas où tu dois vérifier si bébé a de la fièvre, il te faut un thermomètre. Frontal ou rectal, c'est toi qui vois, ça dépend de toi et de ton budget. Mais en termes de fiabilité, les deux se valent. Dans les deux cas, vérifie qu'il ait un marquage CE et évite de les prendre sur les marketplaces asiatiques pour être sûre qu'il soit conforme.

Du sérum physiologique

Tu en utiliseras des quantités astronomiques pour laver le nez et les yeux de ton bébé. Heureusement, les pharmacies font souvent des offres intéressantes si tu prends plusieurs boîtes d'un coup.

Le liniment oléo-calcaire

Produit ancestral et naturel, le liniment oléo-calcaire est une sorte de savon sans rinçage utilisé pour nettoyer les fesses de bébé lors du change. Composé à parts égales d'eau de chaux et d'huile d'olive, il prévient les érythèmes fessiers et les irritations du siège. Sa formule est tellement simple que tu peux même le faire toi-même. Si, comme la plupart des jeunes parents, tu choisis de l'acheter, évite les formules comprenant du parfum, et toutes celles comportant autre chose que les deux ingrédients que je viens de citer. Et si tu veux aller encore plus loin, choisis le à base d'huile d'olive bio.

Les lingettes

Elles sont très pratiques si tu dois changer ton bébé en extérieur. Mais elles sont aussi très polluantes, car non recyclables et non biodégradables. Dans la mesure du possible, lorsque tu es chez toi avec ton bébé, privilégie l'usage du liniment, plus naturel, ou un gant de toilette avec de l'eau et du savon.

Le savon

Choisis-le avec une composition la plus pure possible. Certaines marques proposent même du savon pour bébé bio. Comme pour le liniment, évite les formules à rallonge avec plein de mots techniques, mais choisis les compositions les plus simples possibles, sans SLS (sodium laureth sulfate), trop agressif.

Le mobilier

Ne te sens pas obligée de préparer la chambre de bébé tout de suite; si tu le souhaites, tu peux, pour les premiers mois, mettre le berceau de bébé près de ton lit. C'est très pratique quand tu dois te lever en pleine nuit pour nourrir ou changer ton bébé. Néanmoins, quel que soit ton choix, tu auras besoin de ces quelques indispensables.

Le lit

Les couffins sont magnifiques. Seulement ils ne servent que pendant les premières semaines de bébé. Après, ils sont dangereux. Sur un plus long terme, il vaut mieux investir dans un berceau. Et si tu veux que le lit de ton bébé l'accompagne pendant toute sa petite enfance, tu peux choisir un lit évolutif. Pour un achat malin et éco-responsable, tu peux l'acheter en seconde main, il y a un grand choix sur les plateformes en ligne de vente entre particuliers (type Le Bon Coin pour ne pas le citer). Dans tous les cas, pour plus de solidité, choisis-le en bois et évite les panneaux de particule, moins solides, et qui dégagent souvent des composés organiques volatils, nocifs pour ton bébé.

Le matelas

Pour les bébés, il en existe deux tailles: 60x120 cm et 70x140 cm. Le matelas est recouvert d'un drap housse aux mêmes dimensions. Les couettes et oreillers sont absolument à proscrire en raison des risques d'étouffement (pour que bébé soit bien au chaud, la gigoteuse fait largement l'affaire).

La table à langer

Elle est importante, mais pas obligatoire. Si tu n'as pas de place dans ton logement, tu peux t'en passer, une simple serviette sur un lit est tout aussi efficace. Si tu vis dans une maison à étage, prévois une table à langer par niveau, ça t'évitera de parcourir toute ta maison pour pouvoir changer ton bébé. Il existe toutes sortes de tables à langer: le plan amovible, la table avec étagère, celle accrochée à la baignoire de bébé, la commode à langer... Choisis celle qui correspond à tes besoins, pas besoin de faire compliqué quand on peut faire simple, pas vrai?

La baignoire

Si tu as déjà une baignoire dans ton logement, pas besoin d'en acheter une, un transat de bain permettra à ton bébé de se sentir rassuré. Si tu préfères le bain libre, tu n'as besoin de rien de plus. Si ta salle de bain est équipée d'une douche, cet achat peut être judicieux pour donner le bain à ton bébé. Il en existe de toutes les formes: en forme de seau, ovale, pliable... en fonction de ton budget, de tes besoins et de la place dont tu dispose, tu trouveras forcément un modèle qui te correspond.

LA VALISE DE MATERNITE

En général, les maternités communiquent sur les affaires dont tu auras besoin pour toi et ton bébé lors de votre séjour. Voici une liste de ce dont tu auras besoin:

- Pour ton bébé:
  - 7 bodies
  - 5 pyjamas
  - un bonnet de naissance
  - des chaussettes de naissance
  - une gigoteuse
  - une brassière (si tu choisis des pyjamas en coton)
  - une cape de bain
  - une tétine (facultatif)
- Pour toi:
  - 1 tenue de nuit
  - 1 tenue de jour si tu prévois de recevoir de la visite
  - des culottes filets
  - des serviettes hygiéniques absorption maximale (les couches anti-fuites urinaires font aussi bien l'affaire)
  - une serviette de bain
  - gel douche/savon/brosse à dents/dentifrice
  - de quoi t'occuper quand ton bébé est endormi

En général, les produits de soin, les couches et les premiers biberons sont fournis par ta maternité, tu n'as donc pas besoin d'en apporter.

Ces petits éclairages devraient te permettre d'y voir plus clair dans tes préparatifs. Tu verras, préparer l'arrivée de bébé est vraiment un moment émouvant, qui rend les choses vraiment concrètes. Alors, fais-toi plaisir!

COMMENT SE PASSE L'ACCOUCHEMENT ?

L'accouchement, ça fait peur. C'est un véritable saut dans l'inconnu, un tourbillon de sensations, d'émotions et, très souvent, de douleur.

COMMENT SAVOIR SI JE VAIS BIENTÔT ACCOUCHER?

Si c'est ton premier enfant, tu ne sais probablement pas quand partir à la maternité. Il est d'ailleurs possible que tu fasses plusieurs allers-retours entre ton domicile et la maternité. Ce n'est pas grave, les professionnels de santé sont habitués, ne crains donc pas de les déranger pour rien, ce n'est jamais pour rien. L'un des top départ pour partir à la maternité, ce sont des contractions douloureuses, espacées en moyenne de cinq minutes entre elles. Pour vérifier qu'il ne s'agit pas de faux travail, prends un bain ou une douche chaude. Si les douleurs s'apaisent, il n'est pas encore temps de partir à la maternité. Si au contraire elles s'intensifient, le travail a probablement commencé. Ne traîne pas, fonce!

La perte des eaux et un autre signe qui doit t'amener à te rendre sans tarder à la maternité. Cela arrive lorsque la poche des eaux, celle qui protège ton bébé des agressions extérieures et dans laquelle il baigne au chaud depuis neuf mois, rompe totalement. Dans ce cas, tu sentiras comme de l'eau couler sur ta jambe. Pour vérifier qu'il s'agit bien de la perte des eaux, le liquide doit être transparent et inodore. Si c'est le cas, ne tarde pas à te rendre aux urgences. D'une part, il se peut que le travail s'accélère entre-temps, et pour cela, il vaut mieux que tu sois déjà à la maternité. D'autre part, lorsque la poche des eaux se rompt, ton bébé n'est plus protégé par les microbes qui pourraient s'attaquer à lui; il risque donc une infection, raison pour laquelle tu dois faire l'objet d'une surveillance médicale rapprochée. Il en est de même si la poche des eaux ne rompt pas franchement, mais qu'il s'agit d'une simple fissure; pour les raisons que je viens d'évoquer, tu dois te rendre aux urgences.

Enfin, le dernier signe qui doit te conduire à la maternité est la perte de sang. À tous les stades de la grossesse, dès que tu perds du sang, tu dois te rendre aux urgences. En fin de grossesse, cela peut signifier que le col est en train de s'ouvrir, et donc que l'accouchement a débuté. Tu dois donc aller à la maternité sans tarder.

JE SUIS ARRIVÉE À LA MATERNITE, QUE VA-T'IL SE PASSER?

À ton arrivée à la maternité, tu seras examinée par une sage-femme, qui va vérifier l'état de ton col et les battements de coeur de ton bébé par un monitoring. Si ton col est fermé ou dilaté à moins de deux doigts, tu seras sûrement renvoyée chez toi, sauf si tu as perdu les eaux ou du sang. Pour savoir si c'est bien du liquide amniotique que tu as perdu, la sage-femme va introduire un bâtonnet, semblable à un coton-tige, dans ton vagin. S'il devient noirâtre au contact de la substance, il s'agit bien de liuqide amniotique. Là, quel que soit le degré de dilatation de ton col, tu devras rester sous surveillance médicale.

Après avoir subi les différents examens d'usage (prise de tension, examen du col, monitoring pour vérifier l'état du bébé), si le travail a effectivement commencé, tu seras emmenée en salle de naissance. Au début de travail, les contractions sont douloureuses mais gérables avec des exercices de respiration. Si tu le souhaites, tu peux demander la péridurale (elle te sera proposée en cours de travail par la sage-femme). Là, c'est toi qui vois. Si tu as trop mal, tu peux l'accepter, l'apaisement qu'elle te procurera te permettra de reprendre le contrôle de ton accouchement, plutôt que de subir les évènements à cause d'une douleur insupportable. Si tu t'en sens capable, tu peux aussi la refuser, mais garde en tête que si la douleur devient trop intense et que tu es en fin de travail, elle te sera refusée. Alors, pour ou contre la péridurale? Tout dépend de ta capacité à supporter une douleur aussi intense que celle de l'accouchement. Tu n'en seras pas moins méritante parce que tu auras pris la péridurale, et le fait d'accoucher sans ne te rend pas supérieure aux autres, donc tu n'as aucune culpabilité à avoir si tu la prends. Gardes simplement en tête que la péridurale étant une anesthésie, il peut arriver dans certains cas qu'elle ralentisse le travail. Elle peut aussi n'agir que partiellement, ou au contraire, son dosage peut être trop important, et te priver de toute sensation au moment de la délivrance, ce qui peut être frustrant lorsque l'on s'apprête à donner la vie. Mais sache qu'il existe autant d'accouchement que de femme sur terre, donc ne prends pas en considération les remarques des autres pour faire ton choix, il t'appartient à toi seule.

En moyenne, la sage-femme passera vérifier ton col toutes les heures, parfois moins s'il y a beaucoup d'accouchements le même jour et que ton bébé et toi vous portez bien. Ne t'inquiète pas, tu seras pendant tout le temps du travail sous monitoring, et à la moindre anomalie de rythme cardiaque de ton bébé, l'équipe soignante le saura très vite. En général, on gagne un centimètre par heure, mais cela n'est qu'une moyenne. Si ta poche des eaux n'est pas encore rompue, la sage-femme peut te proposer de la rompre artificiellement, afin d'accélérer un peu les choses. Là encore, le choix t'appartient. Dans tous les cas, aucun professionnel de santé n'a le droit de pratiquer ce geste sans ton consentement. Si cela t'arrive, il s'agit d'une violence obstétricale; après ton accouchement, n'hésite pas à le signaler à ta maternité ou au conseil de l'ordre.

Arrive enfin la dernière phase de l'accouchement, celle où ton col arrive à dilatation complète. Si tu gères bien la douleur, là ça va devenir beaucoup plus compliqué, car les contractions sont vraiment rapprochées et très douloureuses. Pour que tu puisses commencer à pousser, il faut que ton bébé soit suffisamment descendu. Si ton col est totalement ouvert mais que bébé est encore haut, tu ne pourras pas accoucher. Lorsqu'il est assez bas, tu seras installée en position pour accoucher. Si tu accouches à l'hôpital, tu n'auras pas d'autre choix que la position dite gynécologique, celle avec les pieds dans l'étrier. Si tu accouches dans une maternité physiologique, là tu pourras choisir la position qui t'es le plus confortable: accroupie, allongée sur le côté.... C'est toi qui vois comment tu te sens le mieux. Une fois installée, tu pourras commencer à pousser. En général, c'est la sage-femme qui te donne les instructions. Mais si ta péridurale n'est pas trop dosée ou si tu accouches sans, tu sentiras comme une envie irrépressible de pousser. Comme quand tu vas à la selle. L'image n'est pas très glamour, mais ça y ressemble vraiment. Lorsque le bébé est bien engagé, il glissera tout seul dans ton col, et là il faudra arrêter de pousser, pour éviter qu'il ne sorte trop violemment.

Félicitations, tu es maman! Mais... tout n'est pas terminé. Là, tu vas entamer la phase de délivrance, qui correspond à l'expulsion du placenta. Pour tout ce qui concerne l'après-accouchement et le post-partum, nous y reviendrons plus en détail dans un prochain chapitre. Si l'accouchement s'est bien passé, ton bébé te sera posé en peau-à-peau tout contre toi, afin que vous fassiez connaissance. Après, il sera emmené pour subir divers tests et recevoir ses premiers soins. Ainsi, le score d'Apgar, effectué à une minute puis cinq minutes après la naissance, permet d'évaluer la vitalité du nouveau-né à partir de plusieurs critères, quantifiables sur une échelle de 1 à 10: la couleur de sa peau, sa réactivité, son tonus, sa respiration. Bébé sera également pesé et mesuré. Enfin, s'il a avalé du liquide méconial (liquide amniotique contaminé par les premières selles du fœtus juste avant l'accouchement), ton bébé sera légèrement aspiré afin qu'il soit évacué.

Vient maintenant le moment où tu seras conduite dans la chambre que tu occuperas le temps de ton séjour à la maternité, qui devrait durer entre trois et cinq jours.

ET SI LES CHOSES NE SE PASSENT PAS COMME PRÉVU?

Un accouchement étant par définition imprévisible, les choses peuvent vite basculer. Il ne faut pas que tu cèdes à la peur, car en général les choses se passent bien. Seulement il peut arriver que quelques complications surviennent, que nous allons passer en revue.

Bébé arrive plus tôt que prévu

Un accouchement est dit prématuré lorsqu'il intervient avant 37 semaines d'aménorrhée. Les risques sont plus ou moins grands en fonction du degré de prématurité:

- Très grande prématurité: on parle de très grande prématurité lorsque la naissance intervient entre la 24ème et la 28ème semaine d'aménorrhée
- Grande prématurité: un bébé naît grand prématuré lorsque la naissance intervient entre la 28ème et la 32ème semaine d'aménorrhée
- Prématurité moyenne: la prématurité moyenne correspond à une naissance entre la 32ème et la 36ème semaine d'aménorrhée.

Une naissance prématurée peut laisser des séquelles à l'enfant, plus ou moins importantes en fonction du terme auquel il naît. Néanmoins, sache que les maternités niveau III, spécialement équipées pour ce type de naissance, savent très bien prendre en charge les bébés prématurés. Si cela t'arrive, dis toi que ton bébé sera pris en charge avec le plus grand professionnalisme, et que tout sera mis en œuvre pour aider ton bébé à se battre et se développer au mieux.

Bébé se présente par le siège

Il y a trois positions par lesquelles bébé peut se présenter pour naître: par la tête, par le siège et en position transverse. Très souvent, bébé se retourne à partir du troisième trimestre, vers 30 semaines d'aménorrhée, et se présente par la tête. Dans ce cas, s'il garde cette position, tu pourras accoucher par voie basse. Si, lorsque la date d'accouchement approche, bébé ne s'est toujours pas retourné, ta sage-femme ou ton médecin, avec ton accord, pourra tenter une version par manoeuvre externe, autrement appelée VME. Par certaines manipulations de ton ventre, le professionnel va tenter de pousser ton bébé à se retourner in utero, et à se présenter par la tête au lieu du siège. Ce geste, non douloureux mais plutôt désagréable, ne donne aucune garantie de réussite, et bébé peut tout à fait décider de reprendre sa position malgré cette intervention. Si bébé reste en siège, de deux choses l'une: si ton bassin est assez large pour te permettre d'accoucher par voie basse, tu peux décider de tenter le coup. Sinon, une césarienne sera directement programmée. Dans de rares cas, bébé ne se présente ni en siège ni par la tête, mais en position transverse. SI ça t'arrive, tu n'auras pas le choix, tu devras accoucher par césarienne.

Bébé a besoin d'aide pour naître

Parfois, l'accouchement se présente bien, le col se dilate à rythme régulier jusqu'à dilatation complète. Seulement bébé n'est toujours pas décidé à descendre, entraînant une anomalie de son rythme cardiaque. En raison de cette souffrance foetale, il faut intervenir afin d'aider bébé à descendre. Dans ce cas, le gynécologue prend le relais, et ton accouchement devient médicalisé. Pour ce faire, il existe plusieurs outils:

- la ventouse: le médecin place une petite coupe en silicone reliée à une pompe par un tuyau. Il fait ensuite le vide à l'aide de la pompe, comme les ventouses que l'on utilise au quotidien, pendant que tu pousses.
- les forceps: en forme de pince, les forceps permettent de saisir la tête du bébé pour l'aider à sortir. Les forceps permettent de guider bébé pendant sa descente en mimant les réflexes naturels de descente.

Les conséquences d'utilisation de ces instruments sont très bénignes. Elles peuvent causer une légère déchirure des parties génitales, et quelques traces sur la tête de bébé, qui disparaissent en quelques jours, ou en quelques semaines.

La césarienne

Pour diverses raisons, il peut arriver que tu ne puisses pas accoucher par voie basse: une pathologie de la grossesse, un accouchement qui s'éternise, la position du bébé... Les raisons sont multiples. Dans ce cas, ton médecin programmera une césarienne, une intervention chirurgicale qui permet d'extraire bébé de ton utérus. Parfois, cet acte chirurgical se décide au dernier moment, pour permettre de sauver la vie de ton bébé, ou la tienne. Pour commencer, soyons clairs: ce n'est pas parce que ton bébé naît par césarienne que tu n'as pas accouché. Ne laisse personne te faire croire ça, personne n'est habilité à juger l'histoire de ton accouchement. L'essentiel, ton bébé est né, il va bien, toi aussi. Point. En général, tu ne seras pas totalement endormie, seul le bas de ton corps sera anesthésié, avec un produit plus fort que celui utilisé pour la péridurale. On appelle ça une rachianesthésie. Les suites d'une césarienne sont un peu plus complexes que lors d'un accouchement normal.

Bébé arrive plus tard que prévu

La date prévue pour ton accouchement est arrivée et... toujours rien, aucun signe d'un début de travail. Le jour du terme, tu dois te rendre aux urgences de ta maternité pour un contrôle. Si l'accouchement n'a pas démarré, tu devras revenir deux jours plus tard. Si les choses n'ont pas évolué, rendez-vous te sera fixé encore deux jours plus tard, donc six jours après la date présumée d'accouchement. Dans ce cas, prends ta valise de maternité avec toi, car ton accouchement sera très certainement déclenché. Gel, tampon, perfusion d'ocytocine... Il existe plusieurs méthodes pour déclencher un accouchement, le but étant de provoquer de façon artificielle des contractions suffisamment fortes pour mettre en route le travail et provoquer la naissance de ton bébé.

Durant tout ce temps, tu seras sous surveillance; si malgré ces méthodes l'accouchement ne commence toujours pas (en général, on laisse quarante-huit heures de délai), il se pourrait que tu subisses une césarienne d'urgence.

UN DERNIER MOT SUR: L'ACCOUCHEMENT À DOMICILE

En France, il est très difficile de trouver une sage-femme qui accepte d'accoucher à domicile, très souvent à cause des assurances professionnelles, qui ne couvrent généralement pas cette pratique. Seulement dans de très rares cas, il arrive que l'accouchement soit tellement rapide que la maman n'ait pas le temps d'arriver à la maternité, notamment si ce n'est pas son premier enfant. Si ça devait t'arriver, ne panique pas: demande à la personne qui t'accompagne d'appeler les secours, qui l'assisteront par téléphone le temps de leur arrivée.

ÇA Y EST, MON BEBE EST NÉ, ET APRÈS?

Ton bébé est né, félicitations! Mais… c'est pas encore fini! Il y a d'autres joyeusetés qui accompagnent la période qui suit l'accouchement, qu'on appelle le post partum.

Il n'y a pas vraiment de durée à un post-partum. Tout dépend de la manière dont ton accouchement s'est déroulé, de comment tu récupères, de ton niveau de fatigue… Il y a quand même des étapes communes à toutes les femmes qui démarrent juste après l'accouchement, dont tu auras un exposé ci-après.

Les tranchées

Les contractions ne cessent pas après l'accouchement. Pour retrouver sa taille normale, l'utérus continue de se contracter pendant quelques jours: ce sont les tranchées. Si c'est ton premier enfant, peut-être que tu ne les sentiras pas, ou très légèrement. Mais plus tu as d'enfant, et plus les tranchées seront douloureuses. Et encore pire si tu allaites. Mais en général, pour prévenir ces douleurs, il te sera administré des antalgiques légers, et je te rassure, elles ne sont pas aussi douloureuses que les contractions de travail.

Les déchirures

Pendant l'accouchement, il peut arriver que ton périnée se déchire. Cette déchirure peut être due à l'action mécanique de l'accouchement, ou à une épisiotomie, incision faite par ton médecin pour laisser passer le bébé et éviter que sa sortie ne cause des dégâts trop importants. Lorsqu'elles sont d'origine naturelle, les déchirures sont classées en trois niveaux:

- les déchirures du premier degré, qui sont les moins graves. Elles ne nécessitent pas ou peu de points de suture
- les déchirures du deuxième degré, qui atteignent le sphincter anal et nécessitent des points de suture
- les déchirures du troisième degré, qui atteignent le vagin jusqu'au rectum; dans ce cas, une intervention chirurgicale s'impose.

Pour éviter les déchirures les plus graves, ton médecin peut prendre la décision de pratiquer une épisiotomie. Pour cela, il va inciser ton périnée afin de faciliter le passage du bébé. Ce geste fait souvent peur aux futures mamans, mais ne t'inquiète pas, le taux d'épisiotomie tourne environ autour de 30% en France. D'ailleurs, sur internet, tu trouveras des classements de maternités qui révèlent le taux d'épisiotomie pratiqué par chaque établissement, ainsi que le taux de recours aux césariennes d'urgence. Ces informations peuvent d'ailleurs t'aider dans le choix de ta maternité. Le plus souvent, ton médecin fera le choix de l'épisiotomie en cas d'urgence obstétricale, comme par exemple faire sortir rapidement ton bébé, si ton bébé pèse plus de quatre kilos, ou en cas de risque de déchirure grave. Si tu dois subir une épisiotomie, dis-toi que ce geste est justifié par la nécessité de protéger ta santé et celle de ton bébé.

En cas de déchirure ou d'épisiotomie, veille à rincer très souvent la cicatrice, après chaque passage aux toilettes. N'utilise pas de sèche-cheveux pour sécher la plaie, ça ne ferait qu'aggraver tes douleurs. Normalement, les déchirures ou épisiotomies guérissent entre quinze jours à un mois; si au-delà de ce délai tu continues de souffrir, n'hésite pas à consulter afin qu'une solution soit trouvée pour apaiser la douleur.

Les lochies

Après l'accouchement, ton corps fait le vide. Le liquide amniotique est évacué, puis les lochies, composées de sang et de résidus utérins. De couleur rouge les premiers jours, elles brunissent au fil des jours. Normalement, elles durent une quinzaine de jours. Si elles sont très abondantes, malodorantes ou si tu as de la fièvre, consulte sans attendre, tu as peut-être contracté une infection ou tu fais probablement une hémorragie de la délivrance, deux urgences médicales.

Le baby blues

En raison de la chute d'hormones, et du bouleversement que provoque la naissance d'un bébé, il peut arriver que quelques jours après l'accouchement, tu te sentes triste, déprimée. C'est ce qu'on appelle le baby blues, vécu par la majorité des jeunes mamans. Là où tu dois t'inquiéter, c'est si tu te sens vraiment au bord du gouffre, que tu délaisses ton bébé ou que tu t'en occupes mécaniquement, avec détachement. Ou pire, si tu as des idées noires, envers toi-même ou envers ton enfant. Là, ce n'est plus un baby blues, qui est censé passer en quelques jours, mais une vraie dépression post-partum, qui nécessite une prise en charge psychologique. N'aie pas honte de traverser tout ça, la dépression peut toucher tout le monde. Mais ne tarde pas à en parler, car plus tu t'enfermes dans ton silence, plus tu mettras du temps à t'en sortir. Si tu ne veux pas suivre de thérapie, tu peux aussi demander à ton partenaire de vie de prendre le relais quelques jours, le temps que tu te sentes mieux, mais il faudrait vraiment que tu consultes un professionnel pour éviter tout passage à l'acte. Si ton entourage joue un rôle négatif dans ton état, éloigne-les, au moins temporairement: la priorité, c'est toi et ton bébé, rien d'autre.

Médicalement, on considère que le post-partum dure plus ou moins quarante jours. Six semaines après ton accouchement, tu devras prendre un rendez-vous avec ton gynécologue ou ta sage-femme pour une consultation post-partum. Si tu n'es pas encore totalement remise, ton praticien pourra prolonger ton congé maternité jusqu'à un mois pour suites de couches pathologiques. Tu pourras également commencer les séances de rééducation du périnée, afin qu'il retrouve son tonus. Ne fais pas l'impasse sur ces séances, qui sont très importantes; tu risquerais quelques désagréments, comme une descente d'organe ou une incontinence urinaire.

J'espère que ces quelques lignes sur la période qui suit l'accouchement vont te permettre de bien te préparer à ce qui t'attend. Trop souvent, on considère qu'il est nécessaire de se préparer à l'accouchement et à la naissance de bébé, alors que le post partum vient aussi avec son lot de bouleversements, et parfois de tourments. Le plus important, c'est que tu dois prendre le temps dont tu as besoin pour te remettre et trouver un rythme qui te convienne. Tu n'as rien à prouver à personne, tu dois juste prendre soin de toi et rester en forme pour ton bébé.

POUR NOURRIR MON BÉBE, QUELLES SONT MES OPTIONS?

Tu as le choix entre nourrir ton bébé au sein ou au biberon. Quelles que soient les raisons qui ont guidé ton choix, ne laisse personne te juger. Jamais. La manière dont tu nourris ton bébé fait partie de ton histoire et de celle de ton petit bout, c'est toi qui décides. Cependant, il est prouvé que le lait maternel est ce qu'il y a de mieux pour ton bébé. Premièrement, on va parler des avantages et des inconvénients de l'allaitement et du biberon. Ensuite, on abordera la mise en place de l'alimentation de bébé.

L'allaitement ou le biberon?

Pour commencer, une vérité scientifique: le lait maternel est ce qu'il y a de mieux pour ton bébé, tout simplement parce que sa formule s'adapte aux besoins de ton nourrisson. Il est donc inimitable, car chaque lait est composé différemment selon les mamans. Avec les progrès de la science, on a réussi à faire en sorte que le lait artificiel soit le plus proche possible du lait maternel. Seulement on ne pourra jamais recréer les anticorps, par exemple. Si tu n'as pas encore pris ta décision ou si tu décides de ne pas allaiter mais que tu n'es pas contre donner la tétée de bienvenue, tu devrais considérer cette option, car lors de cette tétée ton bébé boira le colostrum, très riche en nutriments et anticorps. Ensuite, le lait maternel est très digeste pour ton bébé. Par ailleurs, l'allaitement est aussi très pratique. Déjà, c'est économique, puisque le lait maternel est gratuit. Et puis, lorsque tu te déplaces, tu n'as pas besoin de tout un attirail pour nourrir ton bébé.

L'allaitement n'a cependant pas que des avantages. D'une part, nourrir son bébé au sein est très chronophage, surtout au début. Les premiers jours, avant la montée de lait, tu ne produit que du colostrum. Ce liquide est très riche en nutriments, mais n'est pas gras, donc ton bébé va souvent en redemander. Et puis il y a les pics de croissance, à trois/six/neuf jours/semaines/mois, pendant lesquels ton bébé est littéralement pendu au sein toute la journée. Enfin, allaiter est très fatiguant. Tu devras très bien t'alimenter pour être le moins carencée possible. Parce que pendant l'allaitement, entre ton bébé et toi, ton corps fera le choix de ton bébé, il sera donc prioritaire pour recevoir tous les nutriments dont il a besoin, et tu pourrais vite te retrouver sur les rotules si tu ne manges pas correctement.

Maintenant, passons à l'alimentation au biberon. L'avantage, c'est que tu sais exactement que ton bébé a mangé et quelle quantité, et ça, c'est une bonne source de stress en moins. Et comme le lait artificiel est plus lourd que le lait maternel, ton bébé est rassasié plus longtemps, donc il est plus facile pour lui d'adopter un rythme régulier. L'inconvénient du lait artificiel, c'est qu'il n'est pas aussi complet que le lait maternel. Mais franchement, la recherche a fait de grands progrès, et la formule actuelle s'en approche beaucoup. Cependant, comme il est élaboré avec du lait de vache, et que certains enfants n'en supportent pas les protéines, le lait artificiel pourrait causer à ton bébé quelques troubles digestifs. Si c'est le cas, il existe des alternatives à base de lait de chèvre ou de protéines de riz. Parles-en avec ton pédiatre, ensemble vous trouverez une solution.

Tu as désormais quelques éléments sur l'allaitement au sein ou au biberon, c'est à toi de faire ton choix. Ne l'oublie pas, ce choix ne dépend que de toi. Parfois, tu es obligée de nourrir ton bébé au lait artificiel, temporairement ou non, en fonction d'événements qui te sont propres, comme la prise d'un traitement dont les principes actifs pourraient se retrouver dans le lait maternel. Du coup tu l'auras compris, pendant l'allaitement,tu dois consulter un médecin pour toute prise de médicament.

La mise en place de l'allaitement

L'allaitement, contrairement à ce qui est dit, ne répond pas forcément à des règles strictes. Ce qui est bien normal, ton bébé et toi êtes des êtres humains. Il est donc normal que les choses évoluent au fil du temps et en fonction des besoins de ton bébé. Les tous premiers jours, ton corps ne produit pas encore de lait, mais du colostrum, un liquide blanchâtre très léger et très nourrissant. Deux à trois jours après ton accouchement, tu auras ta montée de lait: tu te sentiras un peu fiévreuse, fatiguée, avec la poitrine qui tiraille un peu. À partir de ce moment, ton bébé aura à disposition ton lait. On dit souvent qu'un nouveau-né tète en moyenne toutes les deux heures. Mais en fait, tout dépend de ton bébé et de ses besoins. Les premières semaines, son estomac est tout petit, et se vide aussi vite qu'il se remplit. Il aura donc besoin de s'alimenter très souvent, et pas seulement toutes les deux heures. Tu dois vraiment t'armer de patience, car au début tu seras beaucoup sollicitée par ton bébé, et c'est souvent là que les jeunes mamans abandonnent. Mais si tu passes ce cap, tu pourras poursuivre l'allaitement aussi longtemps que tu le souhaites.

Les différents types d'allaitement

- Allaitement exclusif: ton bébé est nourri exclusivement au sein. Ce mode d'alimentation est celui préconisé par l'Organisation mondiale de la santé pour les six premiers mois de l'enfant. C'est aussi très contraignant et très éprouvant pour la maman. Si ton mode de vie et ton état de santé le permettent, c'est ce qu'il y a de mieux pour ton bébé. Mais si tu souhaites te préserver du temps et de l'énergie, tu peux choisir l'allaitement mixte.
- Allaitement mixte: ton bébé est nourri au sein et au biberon. Concernant la proportion entre sein et biberon, c'est toi qui vois: ça peut être un biberon dans la journée, ou quand tu es trop fatiguée pour allaiter, si tu reprends le travail
- Tire-allaitement: il se pourrait que tu ne souhaites ou ne puisse pas donner le sein, mais que tu veuilles quand même que ton bébé soit nourri avec ton lait. Tu peux donc opter pour le tire-allaitement. Dans ce cas, tu recueilles ton lait à l'aide d'un tire-lait, manuel ou électrique, puis tu nourris ton bébé au biberon avec le lait que tu as recueilli. C'est une bonne alternative, notamment si à la fin de ton congé maternité, tu souhaites continuer à allaiter. Tu peux ainsi tirer ton lait et le donner à la personne ou à la structure qui va garder ton bébé à ta reprise, qui le lui donnera au biberon.

Les positions pour allaiter

Il existe de nombreuses positions pour allaiter. Tu en entendras parler notamment notamment lors des cours de préparation à l'accouchement. Mais pour que l'allaitement soit efficace et confortable pour toi et ton bébé, tu dois positionner ton tout-petit "ventre contre ventre", le ventre de ton bébé étant en contact avec ton torse. Son menton doit prendre appui sur toi, et son nez doit être dégagé afin qu'il puisse respirer correctement. Enfin, sa bouche doit bien prendre toute l'aréole et pas seulement le mamelon, sinon tu risques d'avoir des crevasses.

Les difficultés liées à l'allaitement

- L'engorgement: il peut arriver, notamment au début, que ton sein soit trop rempli de lait, et que ça bouche au niveau du canal qui achemine le lait vers ton bébé. Cela peut entraîner des douleurs, et dégénérer en mastite, une infection des glandes mammaires. Pour éviter cela, si tu sens que tu es engorgée, tu peux masser tes seins sous une bonne douche chaude, ou alors apposer sur ta poitrine des compresses d'eau chaude. Cela permettra de faire couler le lait en excédent et désengorger les seins.
- Les crevasses: au tout début, ton bébé a une toute petite bouche, et en fonction de la forme de tes mamelons, il peut être difficile pour lui de bien prendre le sein. Ces frottements du palais de ton bébé sur ton mamelon peuvent causer des crevasses. Elles sont très douloureuses pour toi et désagréables pour ton bébé,

qui peut rencontrer des difficultés à téter. Pour les éviter, tu peux régulièrement masser tes mamelons avec une crème à base de lanoline. Si malgré tout tu as des crevasses, essaie de corriger la position de ton bébé au sein, et applique du lait maternel sur tes mamelons endoloris. Si pendant la cicatrisation l'allaitement est trop douloureux, tu peux tirer ton lait et le donner au biberon à ton bébé, ou porter des bouts de sein le temps que les crevasses guérissent.

- La baisse de lactation: en fait, ce n'est pas un problème en soi, sauf si tu as un vrai problème de santé confirmé par un médecin. Mais la fréquence à laquelle tu mets ton bébé au sein détermine la quantité de lait que tu vas produire. En gros, plus ton bébé tète, plus tu produiras du lait. Mais pour être sûre de ne pas manquer de lait, la première chose est de boire beaucoup d'eau, environ deux litres. Ensuite, tu peux manger des aliments dits galactogènes, en plus d'une alimentation équilibrée: des fruits à coque, du chocolat (noir)... évite le persil et le chou, qui provoquent une chute de la lactation.

Un dernier mot sur: le réflexe d'éjection dysphorique

Très méconnu, le réflexe d'éjection dysphorique correspond à tout un cocktail d'émotions négatives que la maman ressent au moment où le lait est expulsé du sein. Cela dure quelques courts instants, pendant lesquels il est possible de ressentir un fort sentiment de dépression, une sensation de boule dans la gorge, des idées noires, de l'angoisse, de la nervosité...Ce phénomène, qui pourrait être dû à une réaction hormonale (une chute brutale de la dopamine au moment de l'augmentation du taux de prolactine), disparaît en général après le sevrage. Il n'existe aucun traitement spécifique, sauf pour les cas les plus graves. Le réflexe d'éjection dysphorique est peu connu du corps médical. Si ça t'arrive et que tu n'arrives pas à gérer la situation, parles-en à ton médecin ou à ta sage-femme.

ET SI JE CHOISIS DE NOURRIR MON BÉBÉ AU BIBERON?

Comment je gère la montée de lait si je ne souhaite pas allaiter?

Si tu ne souhaites pas nourrir au bébé ton sein, la sage-femme de la maternité pourra te prescrire de l'homéopathie permettant d'arrêter la production de lait. Durant ton séjour à la maternité, il te sera fourni des petits biberons prêts à l'emploi, tu n'as pas besoin d'en apporter. Si bébé digère bien ce lait, tu peux le conserver, ou en choisir un autre. Mais si après quelques semaines ou quelques mois tu sens qu'il faut changer de lait, tu dois le faire après avis de ton pédiatre.

Comment se prépare un biberon?

Si tu as déjà eu l'habitude de t'occuper d'enfants, cette question peut te paraître un peu bête. Mais si tu n'as pas eu, cette question peut être source de stress. Ne t'inquiète pas, sur la boîte de lait il y a toutes les informations dont tu as besoin pour préparer un biberon. Pour toutes les marques, ce sont les mêmes proportions: une dose de lait pour trente millilitres d'eau. Verses l'eau avant le lait, sinon tu risquerais de ne pas mettre suffisamment d'eau. Si ton bébé aime les biberons à température ambiante, tu peux conserver cette habitude, très pratique notamment en extérieur, pour éviter d'apporter avec toi un chauffe-biberon. Même à la maison, cela te permet de gagner du temps et d'éviter que bébé ne s'énerve pendant que le biberon chauffe. Si tu dois choisir un lait épaissi (notamment en cas de reflux gastro-oesophagien), là tu devras le chauffer un peu pour que le lait et l'eau se mélangent bien. Il y a souvent un débat sur la nécessité, ou non, de stériliser les biberons. Etant donné qu'il ne l'est plus dès qu'il sort du stérilisateur, tu comprendras que tu peux facilement te passer de l'étape du stérilisateur, qui ne sert qu'à rassurer les parents. De l'eau savonneuse suffit amplement à l'entretien des biberons.

Enfin, pour le choix de l'eau, vérifie bien qu'il y a la mention *"convient à l'alimentation des nourrissons"*.

Que faire en cas de problème?

Nourrir bébé au biberon peut parfois lui causer quelques désagréments. En premier lieu, il pourrait être constipé. Avant de penser à changer de lait, change l'eau, très souvent ça suffit à régler le problème. Si malgré ce changement les choses ne s'améliorent pas, consulte un pédiatre, qui saura te conseiller quant au traitement à suivre, ou au changement de lait s'il y a lieu.

L'autre problème que ton bébé pourrait rencontrer (avec les bébés allaités au sein aussi d'ailleurs), c'est le reflux gastro-oesophagien, ou RGO. À la naissance, le système digestif de ton bébé est immature. Le clapet qui sépare l'estomac et l'oesophage, le cardia, n'est pas encore totalement opérationnel. Il arrive parfois que le lait remonte de l'estomac de ton bébé vers son œsophage, causant parfois quelques lésions: c'est le reflux gastro-oesophagien. Il peut être externe, lorsque le lait ressort par la bouche, ou interne, et là, tu ne vois pas le lait remonter. Dans ce cas, le reflux gastro-oesophagien peut être difficile à détecter. Si tu vois que ton bébé pleure souvent, notamment pendant ou peu après ses biberons, tu devrais aller consulter, il s'agit peut-être d'un RGO.

CONCLUSION: ET MAINTENANT?

Nous arrivons à la fin de ce guide. J'espère que tu as toutes les informations nécessaires pour préparer ce beau voyage qu'est la maternité. L'accouchement n'est pas la fin de la grossesse, il est le commencement d'un nouveau chapitre, celui ou tu crées une relation avec ton enfant. Il y aura parfois des moments difficiles, où vous aurez des difficultés à communiquer, à vous comprendre: pourquoi il pleure autant? Pourquoi il dort si peu? Et il y aura aussi des instants extraordinaires, où tu récoltes les fruits de toutes ces heures sans sommeil, à prendre soin de ton bébé: son premier sourire, son premier rire, lorsqu'il te regarde avec tant d'amour, qu'il caresse maladroitement ton visage... C'est pour ces souvenirs-là qu'on dit que devenir maman est la plus belle chose qui soit. C'est ce qui nous fait oublier la fatigue, les doutes, les angoisses que l'on ressent au quotidien, et qui nous accompagneront pendant de nombreuses années.

L'instinct maternel, ce n'est pas aimer son enfant au premier instant, c'est l'aimer suffisamment pour patiemment tisser une relation avec son bébé et l'aider à grandir et à s'épanouir tout au long de sa vie. Devenir parent ne devrait pas être synonyme de pression sociale ou familiale. Parce qu'en plus de ce nouveau rôle, tu en as plein d'autres domaines que tu dois aussi développer, notamment ta vie professionnelle et ton épanouissement personnel. Parce que devenir parent ne doit pas signifier vivre totalement pour son enfant. Au contraire, pour être un modèle, il faut savoir aussi prendre du temps pour soi,se ressourcer, et avoir une vie suffisamment équilibrée pour leur donner tout l'amour et l'attention dont il a besoin.

J'espère que ces quelques lignes te permettront d'appréhender la grossesse avec sérénité. Je souhaite que devenir maman t'apporte encore plus de bonheur que tu n'en as déjà, et que tu ne cèdes pas à toute la culpabilité qui enveloppe si souvent les jeunes mamans. Ne l'oublie jamais, tu seras la meilleure maman du monde aux yeux de ton bébé.